TRAITÉ DE LA PROPRIETÉ ET EFFETS DES EAUX, BAINS DOUX ET CHAUDS, DE BAIGNIERES ET DE BAREGE,

Ensemble, des Bouillons de Cochléaria, d'Ecrevisses de Rivieres, & des Vulneraires, avec les Observations raisonnées sur chaque Fontaine en particulier.

DEDIE'

A Monseigneur l'Illustrissime & Reverendissime, ANNE FRANÇOIS GUILLAUME DU CAMBOUT, Evêque de Tarbe.

Par le sieur Pierre Descaunets Chirurgien.

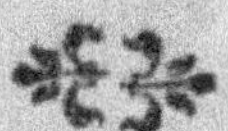

A TOULOUSE.
Chez GASPARD HENAULT, Imprimeur & Marchand Libraire, rue des Cordeliers.

M. DCC XXIX.
AVEC PRIVILEGE DU ROY.

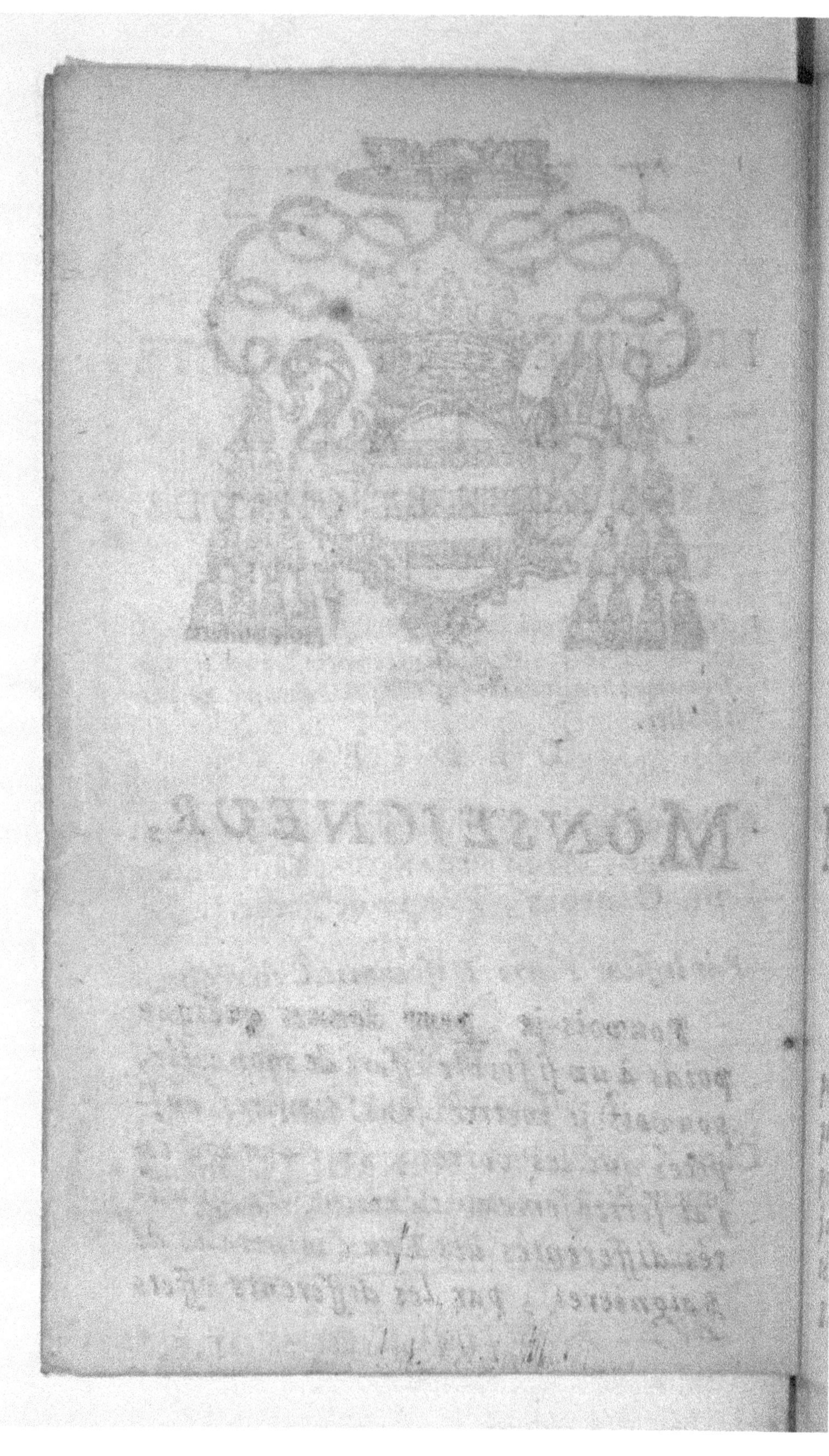

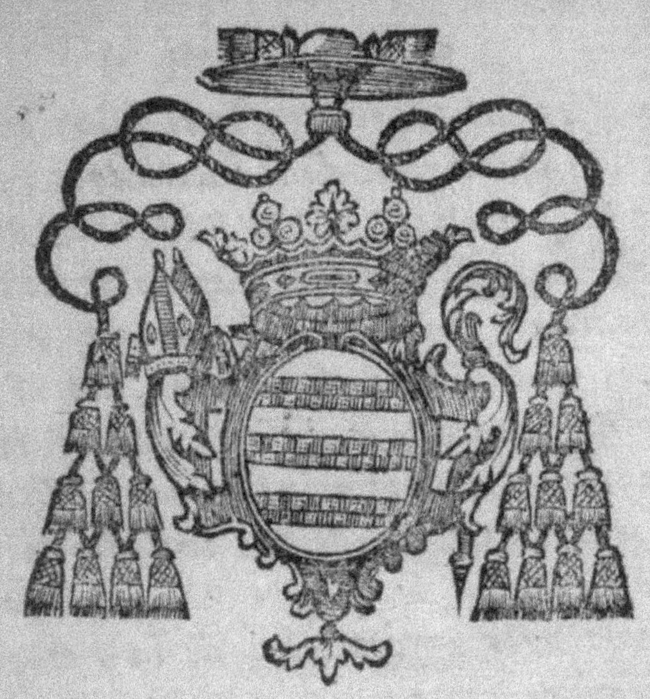

MONSEIGNEUR,

Pouvois-je, pour donner quelque poids à un si foible effort de mon zéle, pouvois-je mettre sous d'autres auspices que les votres, un Ouvrage où j'ai serieusement examiné les qualités differentes des Eaux minerales de Baignieres, par les differents effets qu'elles ont produit jusques ici, dans le Voisin, comme dans l'Etranger, je ne le pouvois, MONSEIGNEUR, & l'empressement que j'avois de vous rendre en Public un hommage que tous vous rendent en secret, ne m'a point permis de le differer, j'aurois eu pourtant quelque peine à vous l'offrir, si je n'étois persuadé que vous rejetiés quelque fois le don du Pharisien superbe pour agréer celui de la Veuve humble.

Vous comprenez sans doute, MONSEIGNEUR, par l'utilité que les malades, pourront retirer de cette exacte recherche, qu'elle est la fin de mon Ouvrage; si j'ai lieu de me flater que c'est la charité, puis je me dispenser de loüer la votre; avec quel zéle ne vous vois je pas parcourir aujourd'hui, comme un Ange Consolateur, les Villes & les villages de votre Diocése pour rendre à vos Brebis tous les soins charitables qu'elles peuvent esperer d'un zelé & genereux

Pasteur, avec quelle complaisance ne vous voit-on pas tenir la verge d'une main pour le conduire, & la manne de l'autre pour le nourrir : Est-il de Parroisse que vous n'ayez déja visitée en personne, instruite par votre Doctrine, édifiée par vos exemples, soulagée par vos charités ?

Que dirai je, MONSEIGNEUR, de votre genie, ne voit on pas que les plus riches talens separez dans l'esprit des autres se trouvent heureusement réunis dans le votre; en feut-il dans la pensée de plus juste, de plus élevé, & de plus solide ? En vit-on dans le stile, de plus élegant, de plus delicat & de plus peur ? En éprouva t'on dans la parole de plus fecond, de plus retenu & de plus poli ? En reconnut on enfin dans l'expression de plus noble.

La grandeur de l'Espicopat donne un Relief aux maisons les plus Illustres, aussi avez-vous été très-dignement appellé, MONSEIGNEUR, pour ſoutenir en cette qualité la gloire du ſiécle de l'Egliſe, & rallumant par tout à l'exemple d'un Cardinal de Coiſlin, & d'un Evêque de Metz vos proches parens, le feu que l'on doit avoir pour cette Sainte Mere, on vous voit occupé à favoriſer les petits auſſi bien que les grands, de vos belles lumieres. Puiſſe donc, MONSEIGNEUR, puiſſe le Ciel vous combler toûjours de ſes plus riches faveurs, ce ſont les vœux que fait pour votre Grandeur celui qui eſt avec un très-profond reſpect.

MONSEIGNEUR,

DE VOTRE GRANDEUR.

Le très-humble & très-obéïſſant ſerviteur.
DESCAUNETS.

PREFACE.

QUelque industrie que la nature fasse paroître dans ses operations, quelque vigilante qu'elle soit à nous conserver, elle laisse presque toûjours à nos soins celui de nous pourvoir, nous ne sçaurions le faire de nous même; avec quelle confiance ne devons nous donc pas avoir recours aux Medecins; le silence des plus habiles sur les effets des Eaux de Baignieres devroit suspendre l'envie que j'ai d'en discourir, mais aussi pourrois je voir avec indifference les merveilleux effets qu'elles operent tous les jours sans en faire part au Public; l'utilité pour les malades, dont la guerison sera toûjours l'objet de mes plus serieuses attentions me touche de trop près, Messieurs, pour ne pas m'exposer à devenir la victime du commun, qui veut souvent par un petit genie décider des choses dont il ne connoit pas même le principe, j'ose donc me mettre au dessus d'une indiscrete critique, en soumetant ce petit Ouvrage au jugement de très-habiles Medecins, à qui j'aurai l'honneur de demander l'approbation.

Cette derniere raison avec la précedente, m'oblige à mettre au jour ce que je n'ai cessé d'observer pendant le cours de douze années au près de feu Messieurs de Dumont, qui m'ont toûjours honnoré de leur bien-veillance, qui ne s'est pas bornée à des soins steriles; aussi n'a-t'il rien parû de particulier durant le temps que je les ai regulierement suivis, que je n'aye couché

ché par écrit, vous me direz peut-être que je m'attire le reproche d'avoir été un mauvais disciple d'aussi grands Maîtres, je l'avoüe, mais aussi je me reconnois incapable d'imiter des modéles aussi parfaits. Que l'accez qu'ils m'ont si gratieusement accordé auprès de leurs sçavantes personnes, previenne donc le Lecteur en faveur de mon Ouvrage; ne croyez pas que je me sois attaché à suivre les raisonnemens captieux du Chimiste, je me suis toûjours étudié à connoitre la proprieté des corps par leurs effets comme la naturalité. J'avance donc que les deux Traités qui formeront le corps de mon Ouvrage, ne rouleront que sur des faits de pratique, ou vous verrez tous mes raisonnemens solidement établis.

Dans le premier j'expliquerai avec toute la neteté qu'il me sera possible, quelles ſont les maladies qui par les obſervations que j'ai fait ſont gueries au moyen de l'uſage des Eaux & bains doux que nous avons dans cette Ville, je parlerai enſuite des accidents qui ſurviennent dans cet uſage.

Et je preſcrirai enfin les regles que doivent obſerver ceux qui doivent prendre les Eaux, qui les prennent actuellement, & qui les ont priſes, j'expliquerai d'abord aprés les effets des boüillons de Cochléaria, d'Ecreviſſes de Riviere, & les effets des plantes Vulneraires. Je traitterai dans le ſecond des effets des bains chauds, prouvés par des obſervations ſur diverſes maladies, qui ſeront un peu raiſonnées, enſemble la maniere de prendre la douche, mais comme parmi tant des faits de pratique, la raiſon y doit entrer pour quelque choſe, je laiſſerai aux ſçavans la liberté d'en diſcourir.

APPROBATION.

J'ay lû par ordre de Monseigneur le Garde des Sceaux le *Traité des Eaux & bains de Baignieres & de Bareges*, & de leur proprietez pour la guerison des differentes maladies, il me paroît qu'il doit resulter de l'impression de cet Ouvrage un grand avantage pour les Medecins, & pour les malades. Fait à Paris ce 13. Novembre 1728.

VEMAGE.

PRIVILEGE DU ROY.

LOUIS par la grace de Dieu, Roy de France & de Navarre. A nos amez & féaux Conseillers les Gens tenant nos Cours de Parlement, Maître des Requêtes ordinaires de notre Hôtel, Grand Conseil, Prevôt de Paris, Baillifs, Senéchaux, leurs Lieutenans Civils, & autres nos Justiciers, qu'il appartiendra. Salut. Notre bien amé le Sieur PIERRE DESCAUNETS, Chirurgien, Nous ayant fait remontrer qu'il avoit composé un *Traité de la Proprieté & Effets des Eaux bains doux & chaux de Baignieres, & de Bareges, ensemble des bouillons de Coclhearia, d'Ecrevisses de Riviere, & des Vulneraires, par ledit Sieur Descaunets Chirurgien*, qu'il souhaiteroit faire imprimer, & donner au Public, S'il nous plaisoit lui accorder nos Lettres de Privileges, sur ce necessaires; offrant pour cet effet de le faire imprimer en bon papier & beaux caracteres, suivant la feüille imprimée & attachée pour modele sous le contre-Scel des Presentes. A CES CAUSES, voulant favorablement traitter l'Exposant, Nous lui avons permis & permettons par ces Présentes de faire imprimer ledit Livre cy dessus specifié en un ou plusieurs Volumes conjointement ou séparement, & autant de fois que bon lui semblera, sur papier & caracteres conformes à ladite feüille imprimée, & attachée pour modéle sous notre contre-Scel, & de le vendre, faire vendre, & débiter par tout notre Royaume, pendant le temps de huit années consécutives, à compter du jour de la datte desdites Présentes. Faisons défenses à toutes sortes de personnes de quelque qualité & condition qu'elles soient, d'en introduire d'impression étrangere dans aucun lieu de notre Obéïssance, comme aussi à tous Imprimeurs Libraires, & autres, d'imprimer, faire imprimer, vendre, faire vendre, débiter ni contrefaire ledit Livre en tout ni en partie, ni d'en faire aucuns Extraits sous quelque prétexte que ce soit, d'augmentation, correction, changement de titre, ou autrement sans la permission expresse par écrit dudit Exposant, ou de ceux qui avoient droit de lui à peine de confiscation des Exemplaires contrefaits, de quinze cens livres d'amende contre chacun des contrevenans, dont un tiers à Nous, un tiers à l'Hôtel Dieu de Paris, l'autre tiers audit Exposant, & de tous dépens dommages & interêts; à la charge que ces Presentes seront enregistrées tout au long sur le Registre de la Communauté des Imprimeurs & Libraires de Paris, dans trois mois de la date d'icelles, que l'impression de ce Livre sera faite dans notre Royaume & non ailleurs; & que l'Impetrant se conformera en tout aux Reglemens de la Librairie, & notament à celui du 10. Avril 1725. & qu'avant que de l'exposer en vente, le Manuscrit ou imprimé, qui aura servi de copie à l'impression dudit Livre, sera remis dans le même état ou l'Approbation y aura été donnée, ès mains de notre très cher & feal Chevalier Garde des Sceaux de France, le Sieur CHAUVELIN, & qu'il en sera ensuite remis deux Exemplaires dans notre Bibliotheque publique, un dans celle de notre Château du Louvre, & un dans celle de notre très-cher & féal Chevalier Garde des Sceaux de France, le Sieur CHAUVELIN, le tout à peine de nullité des Presentes : du contenu desquelles Vous mandons & enjoignons de faire joüir l'Exposant ou ses Ayans cause pleinement & paisiblement, sans souffrir qu'il leur soit fait aucun trouble ou empêchement. Voulons que la Copie desdites Presentes qui sera imprimée tout au long au commencement ou à la fin dudit Livre, soit tenue dûement signifiée, & qu'aux copies Collationnées par l'un de nos amez & feaux Conseillers & Secretaires, foi soit ajoûtée comme à l'Original. Commandons au premier notre Huissier ou Sergent de faire pour l'execution d'icelle, tous actes requis & necessaires sans demander autre permission, & nonobstant Clameur de Haro, Charte Normande, & Lettres à ce contraires. Car tel est notre plaisir. DONNE' à Paris le dix huitiéme jour du mois de Novembre, l'an de grace mil sept cens vingt-huit, & de notre Regne ce quatorziéme. Par le Roy en son Conseil, *Signé*,

SAINSON.

Régistré sur le Registre VII. de la Chambre Royale, & Syndicale de la Librairie & Imprimerie de Paris, N° 246. fol. 206. conformément au Reglement de 1723. Qui fait défenses art. IV. à toutes sortes personnes de quelque qualité qu'elles soient, autres que les Libraires & Imprimeurs de vendre, debiter, & faire afficher aucuns Livres pour les vendre en leurs noms, soit qu'ils s'en disent les Auteurs ou autrement, & à la charge de fournir les Exemplaires prescrits par l'article CVIII. du même Reglement, à Paris le vingt-trois Novembre mil sept cens vingt huit.

COIGNARD, Syndic.

TRAITE'

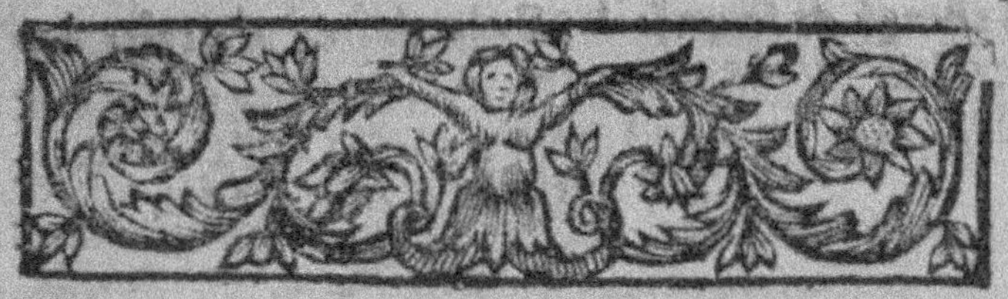

TRAITÉ DE LA PROPRIETÉ ET EFFETS DES EAUX, BAINS DOUX ET CHAUD, DE BAIGNIERES ET DE BAREGE,

Ensemble, des Bouillons, de Cochlearia, d'Ecrevices de Rivieres, & des Vulneraires.

NE vous attendez pas que je vous parle ici de l'Operation chimique ; je soûtiens avec plusieurs personnes, consommées dans une heureuse & sçavante pratique, qu'elle n'est point absolument necessaire pour acquerir la connoissance du merite des eaux Minerales, étant ordinairement fausse & très-inutile, je m'attacherai donc uniquement aux effets qu'elles produisent tous les jours, au moïen desquels je prétends qu'on en acquiert une plus sûre connoissance, puisque par l'effet on juge de la cause, je ne crois pas même que ceux qui se sont donné la peine jusqu'aujourd'hui d'analiser les Eaux Minerales de Baignieres soient fort contens de leur travail, & s'ils veulent être de bonne foi, ils avoüeront qu'il a été ingrat & très-infructueux, & que les experiences qu'ils ont fait par la pratique les a incomparablement plus instruits que l'analise.

L'experience nous fait voir que les Eaux Minerales de Baignieres ouvrent les pores, élargissent les vaisseaux, d'où nous devons conclure qu'elles rendent les liqueurs plus coulantes, qu'elles facilitent la circulation des humeurs, qu'elles humectent & ramolissent les fibres, ne produisant tous ces effets qu'avec un juste milieu, si les Malades sont bien conduits, sans faire tomber d'un excès dans un autre; c'est-là tout ce que je puis dire en general sur nos Eaux Minerales, l'experience prouvera le reste en particulier.

J'ai crû qu'en donnant ici une idée de Baignieres je ferai quelque plaisir au Lecteur, c'est une Ville située dans un Valon magnifique, fertile (s'il en fut jamais,) la Riviere de la Dour & un petit Ruisseau qu'on apelle l'Anou contribuent tous les jours à le rendre tel; on voit d'un côté des montagnes, les unes couvertes des Forets, & les autres garnies des bons paturages, & de l'autre une charmante & elevée arête avec des beaux arbres, qui forment une allée pour la chasse des Bizez, qu'on fait regulierement tous les ans, depuis le commencement d'Octobre jusqu'à la saint Martin; les Villages des environs, qui sont en grand nombre, fournissent aux Etrangers tous les vivres necessaires: cette Ville, quoique petite, est beaucoup plus agréable que bien d'autres qui la surpassent en grandeur; & j'avance, sans crainte de me tromper, qu'elle est la plus utile du monde pour la santé publique: Consultez, Messieurs, pour preuve de mon avance les Provinces les plus reculées, vous y trouverés des personnes de tout sexe, de tout âge & de toute condition; qui par une heureuſe experience ſe rendront mes garants, les maiſons y ſont belles & propres, on n'y aperçoit que le Marbre, la Pierre & l'Ardoiſe, les ruës y ſont aſſez larges, leur netteté eſt aſſez ſinguliere; chaqu'une, permettez m'en, je vous prie, l'expreſſion, a ſon petit fleuve; la propreté des Habitans, de l'un & de l'autre ſexe, repond à celui de la Ville: voilà en peu de mots ce que j'avois à vous dire, par raport aux commoditez qu'elle peut procurer aux Etrangers.

Peut-être dira-t'on que l'Auteur de cet Ouvrage eſt un Citoïen, & que l'éloge qu'il en fait doit paroître ſuſpect; mais comme j'ai reſolu, en compoſant cet Ouvrage, de ne donner aucune ſorte d'atteinte à la pure verité, ceux qui la connoiſſent me rendront juſtice, & me mettront à couvert d'une indiſcrete critique, & reconnoitront ſans peine que je n'ai d'autre idée que de procurer au Public, ſans aucune prévention, le moïen de profiter ſainement des Eaux Minerales, dont cette Ville ſe trouve heureuſement enrichie.

Je commence donc d'obſerver, comme je l'ai toûjours fait; que les Eaux de

Lasserre sont bonnes pour guerir bien des maux, elles sont en effet specifiques pour les pâles couleurs, pour la supression des hemoroïdes, pour les maladies des reins & de la vessie.

Pour les pâles couleurs qui proviennent de ce qu'il reste dans le corps un sang superflu qui dilate excessivement les vaisseaux aux travers des membranes des vaisseaux dilatés, il s'en separe une humeur aqueuse, qui se ramasse en partie dans le sinus de la matrice & du vagin, qui s'évacuë par le moyen des Eaux Minerales.

L'effet de ces Eaux n'est pas moins efficace pour guerir de la supression des hemoroïdes, qui ne sont qu'une tumeur accompagnée de chaleur, de douleur, de rougeur, laquelle se forme à l'extremité de lanus, en dedans, ou en dehors, & alors ce n'est qu'une disposition inflamatoire, causée de ce que le sang ne passe pas aisement des arteres capillaires dans les vaines: Les Eaux Minerales, dont le propre est de donner du fluide au sang, font crever ces tumeurs, & en font sortir le sang qui se trouve corrompu par son sejour.

Je ne m'arrête pas à traiter d'où proviennent les maladies causées par la pierre dejà formée dans les reins, mais seulement à cette espece de sable qui se trouve facile à évacüer, parce qu'il est plus petit que la pierre, & qu'il peut plus aisement s'écouler par les tuyaux, & rien selon l'experience que nous en avons, ne contribuë mieux à cet écoulement que les Eaux Minerales de Lasserre. En effet, le Baron de *** âgé de 28. ans ou environ, nous en a fourni une preuve pour lui bien consolante : il ne fut pas plûtôt arrivé en cette Ville que mon empressement fut celui de lui faire executer en ma presénce l'ordonnance d'un fameux Medecin, dont le malade me fit voir la consulte ; il but les eaux de Lasserre ; il usa des bains doux ; & sans un long usage, il eut le plaisir, & moi la satisfaction de lui voir rendre une grande quantité de sable avec des petites pierres ; & l'année d'aprés étant retombé dans la même maladie, usant des mêmes Eaux, il en reçut un pareil avantage.

Un Gentilhomme de Marmande travaillé d'une colique nefretique se rendit à Baignieres au commencement de May en 1717. les Eaux & les bains doux de la même Fontaine produisirent en lui les mêmes effets qu'elles avoient produit en celui qui l'avoit precedé, & s'étant retiré très-content après en avoir fait pendant cette année un assez long usage, nous avons eu le plaisir de lui voir pratiquer pendant trois années de suite, comme par précaution, cet unique remede.

Contentés-vous de penser qu'elle fût la joye d'un Jesuite âgé de 55. à 56. ans, d'un temperament sanguin; très-incommodé de la gravelle; il rendit par le moyen des Eaux & bains doux de Lasserre une quantité prodigieuse de pierres, & fut entierement gueri avant de quitter cette Ville.

Les mêmes Eaux & les mêmes bains firent l'année derniere le même effet à deux personnes, dont l'une rendit une pierre égalant en grosseur une mediocre noizete, & l'autre en jetta une qui surpassoit la grosseur d'un gros poix.

La crainte de me rendre ennuyeux raportant toutes les experiences que j'ai devers moi sur les personnes qui ont été gueries de la colique nefretique, de la chaleur des reins, & de la retention d'urine par l'usage des Eaux & bains doux de Lasserre m'oblige de finir en produisant l'extrait d'un Certificat donné par Messieurs de Dumont Medecins dans les termes suivans.

Nous Estienne & François Dumont, Docteurs en Medecine, bas signés, certifions & attestons à tous ceux qu'il apartiendra que Monsieur de Fonroque, Capitaine dans le Regiment de Beaucours, a demeuré dans la Ville de Baignieres pendant le temps & espace de cinquante jours, usant des Eaux & bains doux de Lasserre pour ces douleurs nephretiques causées par une abondance de gravier & autres matieres tartareuses & glaireuses, qui bouchant par tems les voïes urinaires, lui causoient des supressions d'urine: Pour conserver le fruit de ces remedes, qui lui ont été des plus avantageux, nous lui conseillons de s'en aller chez lui passer l'hiver tranquillement: La continuation des fatigues de la guerre lui étant très-préjudiciables, en foi de quoi nous lui avons expedié le present Certificat pour lui servir par-devant qui il apartiendra: Donné à Baignieres ce 30. Septembre 1719. Dumont l'aîné, Dumont le cadet, Medecin.

J'ai

J'ai vû moi-même l'année 1717. une fille nommée Margueritte, de la Valée de Barethous, travaillée depuis deux ans des pâles couleurs : elle prit les Eaux & Bains doux de Lasserre ; & à mesure qu'elle avançoit dans cet usage je vis charger de couleur son visage, pour en prendre en peu de temps une aussi vive qu'elle pouvoit esperer ; & j'ai appris depuis ce temps-là d'une de ses parentes, qu'elle étoit entierement revenuë & guerie de ce triste & insuportable mal.

J'ai encore vû un Chirurgien nommé Labaule, âgé de vingt-neuf ans, d'un temperament bilieux, desesperant, malgré sa jeunesse, de guerir d'une jaunisse qui s'étoit répanduë sur tout son corps, se retirer très-satisfait des Eaux & des Bains doux de Lasserre ; & j'ai appris dans la suite qu'il étoit bien gueri.

J'ai remarqué encore qu'un Lieutenant des Dragons, âgé de trente-quatre ans, d'un temperament sanguin, sujet depuis deux ans à une suppression des hemorroides, & consequament à des vives douleurs, but en 1719. les Eaux douces de Lasserre, y pratiquant les mêmes bains. L'usage qu'il en fit n'eut pas plûtôt fini que ſes douleurs ceſſerent, ſes hemorroïdes fluerent, & fluent encore aujourd'hui, ce qui lui a procuré une ſanté parfaite.

Les Eaux de la même Fontaine n'ont pas été moins bonnes pour un Religieux de l'Ordre de Saint Benoît, violament travaillé d'un flux hemorroidal, dont il ſe trouve actuellement gueri.

Voici un fait aſſez particulier. Une Demoiſelle d'Auch âgée de vingt-neuf ans, d'un temperament bilieux, affligée pendant deux ans d'une perte blanche, fut conſeillée de prendre les Eaux de Laſſerre. Bien loin que ſa maladie diminuât au commencement, elle ne fit qu'augmenter pendant quelques jours; mais il eſt vrai que ſur la fin de ce même remede, on les vit operer d'une maniere bien differente; le mal diminua conſiderablement, & la perte ceſſa dès qu'elle eut pris quelque bain de S. Rooch.

Par toutes ces experiences, il eſt aiſé de juger de la proprieté des Eaux & des Bains doux de Laſſerre: elles gueriſſent encore ſouvent les maux de tête, qui conſiſtent dans une tenſion violente des fibres. J'ai vû, en effet, un homme des environs de Marciac, âgé de quarante deux ans, d'un temperament ſanguin : & une Demoiſelle d'un temperament égal âgée de vingt-neuf ans, en éprouver la bonté avec un merveilleux avantage.

Le fait ſuivant ne merite pas d'être paſſé ſous ſilence. Une Religieuſe de S. Benoît âgée de vingt-huit ans, d'un temperament ſanguin, prit les Eaux & les Bains doux de Laſſerre à l'occaſion d'une palpitation de cœur, mouvemens extraordinaires & irregulier du ſang. Je ſuis témoin qu'elle en guerit parfaitement en peu de temps.

La ſuffocation de matrice qui ſe trouve accompagnée des convulſions épileptiques, & ainſi appellée parce qu'elle y prend ſon origine : ces convulſions la gonflent, ou de ſang, ou des liqueurs que les Eaux de Laſſerre font évacuer, auſſi-bien que les autres humeurs qui ſe trouvent renfermées dans les vaiſſeaux lymphatiques Auſſi l'experience m'a appris qu'une Païſane de demi-lieuë de Baigneres, déja mariée avec le Bordier de Mr. Mauran Receveur des Tailles en Bigorre, ayant fait uſage des Eaux & Bains doux de Laſſerre, revint de cette maladie ;

& accoucha même heureusement au bout de neuf mois.

DE LA FONTAINE du Pré.

La découverte de cette Source est assez particuliere. Un pauvre contraint de remper sur la terre, parce qu'il ne pouvoit se servir de ses pieds, & qu'il avoit d'ailleurs ses mains en compote, s'y transporta de la maniere que sa triste situation peut le lui permettre. Il s'y baigna en 1709. & l'année après il se vit entierement gueri, exerçant, comme il faisoit avant son accidant, le metier de Tisserand, qui demande de bons pieds & de bonnes mains.

Les Eaux de cette Fontaine sont specifiques aux maux de poitrine & d'estomac. Les maux de poitrine, sans doute, ne peuvent consister que dans les liqueurs qui ne coulent pas aisément dans les vaisseaux sanguins, simphatiques & excretoires, à moins qu'ils ne consistent dans les fibres des vaisseaux, glandes, visceres trop dessechez ou trop humectez, trop tendus ou relâchez ou obstruez ; & pour parvenir à délayer toutes ces humeurs, & à les à les rendre coulentes, à dilater les vaisſeaux, en ouvrir les canneaux, & donner de l'oſcillation aux fibres ; l'experience nous fait voir que les Eaux minerales du Pré, ſont le remede le plus benin & le plus propre que l'on ait encore trouvé. Les maux d'eſtomac, qui ſont ordinairement, 1° le deffaut d'appetit, qui vient de ce que la digeſtion ne ſe faiſant pas l'eſtomac ſe trouve rempli, de façon qu'il ne peut recevoir d'autre nourriture. Ils viennent encore de ce que les alimans, quoique digerez, ne deſcendent point dans les inteſtins, tenant encore l'eſtomac plein ; ou enfin de ce que l'eſtomac quoique vuide, ne fait pas ſes vibrations ; parce que les fibres & les glandes ſont gonflées, engluées ou deſſechées.

2°. Le dégoût qui fait non-ſeulement le deffaut d'appetit, mais qu'on a encore averſion pour les alimens en general, ou de certaines nourritures en particulier, eſt un mal qui vient de ce que l'eſtomac a ſes fibres gonflées, & ſa cavité enduite des matieres viſqueuſes.

3°. L'excez d'appetit vient preſque toûjours de ce que l'eſtomac ſe vuide trop promptement.

4°. Les nauzées tiennent rang aussi entre les vices de l'estomac ; ce ne sont que des efforts inutiles que l'on fait pour vomir.

5°. L'amertume de bouche venant des humeurs qui enduisent les fibres, proviennent ordinairement de l'estomac.

6°. La foiblesse qui vient de ce que l'estomac a ses fibres trop lâches, ou de ce qu'il les a trop tenduës, roides, & incapables de faire des grandes oscillations pour broyer les alimens & les reduire en boüillie.

7°. Les rapports qui ne sont que l'élancement d'une matiere elastique, qui ouvre avec effort l'orifice superieur de l'estomac, & remonte par l'ezophage dans la bouche comme un vent ou une vapeur poussée avec violance : ce qui peut provenir de l'air avalé en mangeant, ou renfermé dans les alimans méme, où est regardé comme une humeur rarefiée par la chaleur de l'estomac qui sort par haut, parce qu'elle n'a pas la liberté de couler par bas.

8°. L'haleine peut devenir mauvaise, non-seulement parce que la bouche est gâtée, les dents carriées, les glandes gonflées des matieres pourries, mais encore parce que les poûmons sont affectez, ou que l'estomac se trouve malade, & affessé des matieres pourries, qui font élever des vâpeurs puantes par le canal de l'ézophage.

9°. Le hoquet qui provient de ce que l'estomac, qui se touche avec le diaphragme, étant l'un ou l'autre genez, ou tous les deux ensemble, font des mouvemens convulsifs, qui forcent la poitrine & les poûmons à se resserrer brusquement dans le temps que la dilattation étoit commencée, pour donner entrée à l'air. Ces mouvemens convulsifs viennent des fibres ou vitiées par trop de tension, gonflées ou picotées par des matieres étherogenes.

Finalement la lienterie qui arrive quand les alimans tombent de l'estomac dans les intestins, étant peu ou point du tout changez, vient de la foiblesse de l'estomac, ou de ce que les fibres du pilore sont trop lâches pour resister au poids des alimens, ou trop tenduë pour le fermer.

Tous ces maux de poitrine & d'estomac dont je viens de parler, sont gueris par l'usage des Eaux du Pré; & on n'en sçauroit disconvenir, si on fait attention aux observations suivantes.

Une Demoiselle de Pau, âgée de cinquante-cinq ans, d'un temperament sanguin, nous donna une preuve bien sensible en 1718. que ces Eaux sont éficaces pour les maux de poitrine : elle étoit si violament pressée d'un asme paralitique qu'à peine pouvoit-elle marcher, il lui étoit presque impossible de monter ou descendre sans être extraordinairement essouflée. L'usage qu'elle fit de ces admirables Eaux environ trois semaines, la délivrerent de cet insuportable fardeau.

Le Lettre écrite par Mr. Dumont le Cadet à Mr. Perez Docteur en Medecine, Conseiller du Roi à Toulouse, justifie de la vertu & de la qualité de cette Eau. En voici la teneur.

Je profite, Monsieur, agréablement de vos bons & sages avis, en conduisant, avec toute mon application, Madame Mikaelis, que j'ai eu l'honneur de traiter à Baignieres. Le grand desir de revoir sa Patrie, & ce qu'elle y a de plus cher, nous ravit de ce Païs, cette digne & meritante Dame, où elle auroit pû faire un plus long sejour, nonobstant la delicatesse de sa poitrine & de son temperament un peu vif ; à quoi nous avons toûjours fait attention dans l'usage des remedes qu'elle y a pratiquez avec fruit, comme vous aurez le plaisir de le voir à son heureuse arrivée à Toulouse. L'eau minerale la plus douce & la plus balzamique qu'elle y a bû, & les bains les plus interieurs qu'elle y a pris par des longs intervales, à raison de ses grandes sueurs, lui ont réüssi suivant nos desirs. J'espere, Monsieur, que Madame conservera son bon état qu'elle a recouvré, à notre grand plaisir, par la continuation de vos salutaires avis & de votre sage conduite, sçachant que vous lui êtes fort attaché. Pour moi, Monsieur, en reconnoissance de l'honneur que j'ai reçû de part & d'autre, je vous offre mes services dans ce Païs, vous conjurant d'être persuadé que je suis actuellement avec une parfaite estime, Monsieur, votre très-humble, & très-obéissant Serviteur, DUMONT cadet, Medecin.

Madame la Vicomtesse de Cerez, d'un temperament flegmatique, se rendit à Bagnieres l'année 1718. à l'occasion d'une chaleur de poitrine presque insurportable, sur-tout lorsqu'elle passoit au lit les heures qu'elle ne pouvoit lui derrober. Cette Dame pourroit glorieusement terminer l'éloge que je fais des Eaux du Pré : elles lui procurerent des évacuations frequentes, soit par les sceles, soit par les urines, & ses poûmons furent bien-tôt debarrassez par le moyen des matieres blanches & gluantes qu'elle expulsa ; de façon qu'une prompte guerison fut l'heureux effet de ses remedes.

Les gens de metier perfectionnent ordinairement leur appetit en travaillant. Il conste néanmoins qu'un Tonnelier nommé Boudelois, ne l'ayant perdu que pour avoir trop mangé, le travail avec cet excez l'échauffa tellement, qu'il se trouva pendant deux ans entierement degoûté de toute sorte d'alimans : de sorte que ses forces diminuoient tous les jours ; mais avec quel bonheur ne recouvra-t-il pas, au moyen de nos Eaux du Pré, ce qu'il avoit perdu dans ses fatigues ?

J'ai vû une jeune fille Bernoise de quinze à seize ans, d'un temperament humide & très-delicat, ayant depuis quelque-temps l'appetit depravé, mal peu ordinaire à la jeunesse, elle but les Eaux du Pré ; & le cinquiéme jour, elle fut surprise par un appetit qu'on ne peut point nommer ordinaire : elle revint en Ville l'année suivante pour y boire les mêmes Eaux, qui bornerent son appetit à un juste milieu.

Je suis encore témoin que les Eaux de cette même Fontaine, remirent en moins de trois semaines l'estomac d'une Religieuse de Fontevraud, âgée de vingt-huit ans, d'un temperament sanguin, sujette à des auzées très-fâcheuses, qui disparurent même après huit jours de boisson.

Un jeune Recolé fatiguant son Medecin par des frequentes plaintes sur l'amertume de sa bouche, d'où il est aisé de conclurre que sa maladie consistoit dans une foiblesse d'estomac, but les Eaux du Pré par l'avis de son Medecin, qui me parut surpris du bonheur que ce Religieux eut d'y trouver une si prompte guerison.

Un Minime âgé de trente-deux ans, d'un temperament bilieux, ne digerant pas bien ses alimans ordinaires, se mit dans l'usage de ces Eaux qui lui faciliterent bien-tôt la digestion, & la lui procurerent dans un degré tel qu'il pouvoit souhaitter.

Les mêmes Eaux soulagerent bien-tôt un Officier d'Infanterie, âgé de trente-un an, d'un temperament sanguin; son mal étoit contraire à celui de l'obſervation précedente, parce que ſa digeſtion ſe faiſoit trop promptement par la grande chaleur qu'il avoit toûjours dans ſon eſtomac ; l'uſage des Eaux du Pré le ſervit ſi à propos, qu'il eût ſouhaité que tous les malades euſſent été puiſer chacun leur guériſon à cette même ſource.

La voix preſque éteinte d'une jeune Bearnoiſe, âgée de vingt-quatre ans, d'un temperament bilieux, auroit été propre à émouvoir l'érudition d'un Medecin le plus habile ; ce n'étoit pourtant qu'une peſenteur d'eſtomac qui lui cauſoit cette extinction : je la vis pratiquer avec aſſiduité les Eaux du Pré ; & quelque-temps aprés, ſa voix reprit ſa liberté ordinaire.

Un Dame de Nerac, âgée de quarante-trois ans, d'un temperament chaud & ſec, attaquée d'une incommodité fâcheuſe à toute ſorte de perſonnes & ſur-tout à celles de ſon ſexe, qu'une ſuite de couche lui occaſionna, forcée à jetter des raports violens avec des picotemens d'eſtomac : ce qui l'empêchoit de converſer avec perſonne, ſe trouva bien-tôt guerie de cette infirmité par l'uſage des Eaux de cette même Fontaine.

J'ai

J'ai eû le plaisir de voir un Cordelier âgé de 37. ans d'un temperament bilieux chercher avec empressement les bonnes compagnies, qu'il n'avoit pû pratiquer depuis long-temps, par raport à une puanteur de bouche insuportable, dont il se trouva gueri par l'usage des Eaux qui sont le sujet de notre entretien.

Un Pere de la Charité, d'un temperament sanguin, incommodé d'une lienterie, maladie très-fâcheuse, & un Païsan de Bearn, d'un temperament bilieux, attaqué d'un hoquet, qui depuis deux ans ne lui laissoit presque point la liberté de parler, éprouverent en peu de tems le même succès par l'usage des Eaux du Pré, qu'elles ont ordinairement pour les autres : J'ai neanmoins remarqué qu'ils firent un long usage de cette boisson ; ces maladies n'en demandoient pas moins.

Observation de feus Mrs. de Dumont.

Nous sommes d'avis que Mr. de Desmais revienne aux Eaux de Baignieres dans le mois de Septembre ou d'Octobre prochain pour achever de guerir des douleurs de Colique dont il a été travaillé ; Il a bû les deux prises à la Fontaine du Pré, & la derniere à St. Roch; sa maladie étant un resultat de vents qui font distendre les intestins au-delà de leur thonus naturel, c'est un effet d'une fermentation rude & contre nature, du reste des aliments mal digerés, qui en picottant les tuniques qui sont d'un sentiment exquis, & le tout venant comme de son principe, en consequence de la debilité de son estomac, dont le fermant n'avoit pas assez d'action pour agir sur les alimens, & en faire une loüable division, c'est en quoi consiste la bonne digestion; sur ce principe il est aisé de conclure que les Eaux du Pré lui ayant fait tout le bien que nous pouvons en attendre, il continuë les estomachiques, & ce qui peut animer les fermens de son estomac, pour se maintenir dans la bonne disposition où il se trouve, observant de ne lui donner que des alimens de bon suc & de très-facile digestion, encore en petite quantité, sur tout le soir, & de prendre des lavemens carminatifs, propres à dissiper les vents.

Ommetant tout le reste, nous nous contentons apresent de proposer ce qui lui convient le mieux, qui est d'user avec un peu de soupe chaque soir, des pillules Stomachiques, & ensuite souper legerement : Observé à Baignieres ce 28. Juillet 1718. Dumont l'aîné, Medecin, Dumont le Cadet Medecin.

De la Fontaine de Salut.

On trouve à un demi-quart de lieuë au dessus du Pré, au fond d'un Valon, une Fontaine recommandable par les effets salutaires qu'elle y procure tous les jours, aussi l'apelle-t'on la Fontaine de Salut.

Ces Eaux sont admirables pour guerir les maladies du foïe, qui ne sont que des chaleurs d'entrailles, ayant pour cause un sang qui ne circule pas assez, soit parce qu'il est trop grossier, ou parce que les vaisseaux sont obstrués ; le sang s'y amassant excite une chaleur semblable à celle que l'on sent dans une inflamation lors qu'on n'y aporte pas remede.

Cette même Eau de Salut n'est pas moins specifique pour guerir la maladie hipolondriaque, qui consiste en ce que l'esprit étant occupé d'une pensée absurde ; on sent de la pesenteur dans les Visceres de l'Abdomen, la digestion ne se faisant pas bien, & de la surviennent les raports, les vents, la constipation, & le teint même en est plombé, les hipocondres durcissant & gonflant quelquefois.

La proprieté de cette Eau se fait enfin connoître en provoquant l'écoulement de sang; qui est regulier tous les mois au sexe feminin, & qui peut se deranger en plusieurs manieres, comme en arrivant trop tôt, ce qui cause des affoiblissemens considerables, ou trop tard, ce qui cause des plenitudes, ou enfin en arrivant trop abondament, ce qui produit des innanitions & des foiblesses, il arrive aussi quelquefois en trop petite quantité, ce qui produit des gonflemens des vaisseaux, des cakexiés, des jaunisses & des vapeurs histeriques

L'experience demontre assez l'efficacité de ces Eaux pour guerir de ces accidens, & vous ne douterés pas de la verité de ce que j'avance, lorsque vous ferez reflexion aux observations suivantes.

Un Gentil-homme du haut Armaignac âgé d'environ 42. ans d'un temperament bilieux, aïant pourtant son teint toûjours rubicond, aïant eu recours aux Eaux de Salut, les rendoit par la transpiration, quoique

quoique dans un temps frais ; cette tranſpiration faiſoit en partie l'évacuation de ces Eaux ; mais cette ſuëur, quelque importune qu'elle fût, ne l'obligea jamais d'en interrompre l'uſage, tant il deſiroit guerir d'une grande chaleur au foïe : L'uſage de ces Eaux lui fut très-ſalutaire.

Un Soldat aux Gardes Françoiſes âgé de 24. ans, rempli d'obſtructions, non-ſeulement dans le foïe, mais encore dans la ratte, & le Mezantere, fut obligé d'avoüer qu'on ne pouvoit leur donner d'autre nom que celui de Salut.

J'ai été témoin qu'un Marchand Banquier de Bayonne âgé de 34. ans, d'un temperament chaud & ſec, travaillé d'une chaleur d'entrailles ; & d'une rougeur dans les yeux, n'en dit pas moins, que le Soldat aux Gardes.

Obſervation de feûs Mrs. de Dumont, Medecins.

L'incommodité de Mademoiſelle de Miſſi ſe fait aſſez ſenſiblement connoître par elle-même, & notamment par la vûë & par le tact ; ce ſont ſans doute des obſtructions qui occupent toute l'étenduë de son bas ventre, après lui avoir fait remplir toutes les indications par des remedes convenables, nous n'avons trouvé que les Eaux & Bains de Salut qui aïent dompté la maladie de cette Demoiselle; mais aussi elle a été fort exacte à en faire l'usage que nous lui en avons prescrit. Ladite Demoiselle nous fera du plaisir de nous honorer de tems en tems de ses nouvelles, nous desirons qu'il plaise au Seigneur de benir ses remedes observé à Baignieres ce 16. Septembre 1718. Dumont l'aîné, Medecin, Dumont le cadet Medecin.

A Dieu ne plaise de blâmer ici l'assiduité d'un Avocat à son étude, je sçai qu'un chacun doit être attentif à la profession qu'il a une fois embrassée, mais je n'ignore pas que nous devons tous choisir un juste milieu dans tout ce que nous faisons: Il y a quelque tems qu'un Avocat, malgré une chaleur d'entrailles qu'il s'étoit attiré par une trop grande assiduité à son travail, ne voulut pourtant pas l'interrompre: sa maladie augmenta, il fut obligé par l'ordre de son Medecin de recourir à nos Eaux de Salut, qui lui eurent bien-tôt fait passer ce qui lui étoit arrivé au moïen de l'étude.

Je vis encore en 1720. un ſçavant Theologien âgé de 42. ans, d'un temperament attrabillaire qui s'étoit attiré par une trop grande attention aux matieres Theologiques une mélancolie des plus noires, qui le rendoit ſi reveur & ſi ſolitaire, qu'il fuïoit tout Sçavant qu'il étoit toute ſorte de compagnie ; mais les Eaux de Salut lui procurerent bien-tôt le goût qu'il avoit avant cet accident pour la converſation, & qu'il n'avoit perdu que par une aplication outrée.

Apliquez-vous, les Medecins ne le deffendent pas ; mais ils n'accordent pas une aplication indiſcrete ; j'ai vû qu'elle a été trop nuiſible à beaucoup de perſonnes.

Un Pere de l'Ordre de ſaint Benoît, d'un temperament chaud & ſec, en peut porter témoignage ; il ſe trouva ſi conſtipé que ſa maladie alloit ſe rendre des plus ſerieuſes, ſi les Eaux de Salut ne l'euſſent tiré d'affaire : il obſerva lui-même qu'une trop grande aplication lui avoit cauſé ſon mal.

Un Marchand Banquier de Bayonne âgé de 52. ans, d'un temperament pituiteux, aïant les jambes & les cuiſſes enfiées, eut la satisfaction de trouver en moins de dix jours sa guerison parfaite dans les Eaux & Bain de Salut.

Observation de Monsieur Dumont cadet, Medecin.

Mademoiselle d'Asemar de Toulouse fut portée, à toute extremité de vie, de Barege à Baignieres, à l'occasion d'une fiévre continuë, très-aiguë, accompagnée d'une grande dissenterie & d'un vomissement violent : Lorsque je fus apellé à son secours, j'eus le bonheur de la tirer d'affaire, & de la délivrer à la faveur des soins, visites & remedes qu'il a plû au Seigneur de benir à ma grande joïe.

Le sujet de son voïage, dans ce païs, étoit un état languissant à l'occasion de ses purgations menstruelles qu'elle avoit perdu depuis ses dernieres couches seiches, il fut question de purifier la masse du sang, & de rouvrir les couloirs, pour cet effet elle usa utilement des boüillons d'Ecrevices de Riviere; & ensuite elle prit pendant douze ou quinze matins, ajeun, des boüillons aperitifs, en ajoûtant à chaque boüillon deux cuillerées d'eau spiritueuse de Cochlearia ; cet usage fini, elle bût les Eaux de Salut, & prit les bains de la même espece, avec tant de fruit, qu'au bout de quinze jours ces Eaux lui procurerent ces menstruës, je lui ai conseillé de revenir au mois de Mai prochain ; offrant agreablement à cette meritante Demoiselle mes services, & tout ce dont je puis être capable à la faveur du Très-Haut & Tout-Puissant.

Je comets le tout à la direction & à la sage conduite de Monsieur Rompar, Medecin très-experimenté à Maraine, & dont le merite distingué ne m'est pas inconnu, conservant avec soin une de ses lettres écrite en Latin, dont j'ai été honoré en date à Maraine du 17. Août 1711. il me permettra, s'il lui plait, à la faveur de la presente, de l'assurer de mon attachement respectueux, & de ma parfaite estime : Observé à Baignieres ce 3. Septembre 1720. Dumont cadet, Medecin.

De la Fontaine de Lannes.

On voit cette Fontaine dans le Fauxbourg de la Ville, à l'extrêmité d'une maison, qui n'est pas fort éloignée de celle du Pré.

C'eſt à cette Source, Meſſieurs, qu'on voit les Flegmatiques venir de toutes pars pour y rétablir leur ſanté.

J'ai vû un jeune Marchand âgé de 26. ans, d'un temperament flegmatique, dont l'indiſpoſition tendoit à une Cakexie, ne s'y rendre pas en vain, à peine eut-t'il pris pendant huit jours les Eaux de cette Fontaine qu'il ſe trouva ſoulagé, & bien-tôt après entierement gueri.

J'ai encore obſervé qu'un Gentil-homme, d'un temperament Flegmatique, & d'un âge avancé, étoit attaqué d'une pituite, qui ne lui laiſſoit preſque aucun moment de repos; il but les mêmes Eaux de la Fontaine de Lannes, avec un ſuccès qui lui fit dire à la fin, qu'il n'avoit crû devoir s'attendre à un ſi prompt progrès de gueriſon.

Voici encore un fait de l'Epouſe de Michel de l'Arrez à qui les vapeurs reduiſoit pluſieurs fois l'année à la derniere extrêmité; elle m'a avoüé n'avoir pris d'autres remedes que ces Eaux; pour y mettre fin, auſſi elle y a reüſſi; mais il eſt vrai qu'elle continuë à les prendre pour prevenir le même mal.

Observation de Monsieur Dumont cadet, Medecin.

Dom Antonio Durries a bû les Eaux de Lannes seules, & après les bains du Prieur, à l'occasion de la maigreur de son corps, la lenteur & petitesse du pous; l'exemption de toute sorte de fiévre, & le sentiment de douleur dans l'hipocondre gauche, & dans la region Hipogastrique, & aux Lombes, le peu d'apetit & l'abondante salivation, accompagnée d'une fluxion aux gencives, & des douleurs aux dents, denotent évidemment le caractere d'un sang trop grossier, empreint d'un sel acide, fixe, un peu corrosif, & la nature des autres humeurs, tant recrementeuses, que excrementeuses.

Cela étant ainsi, j'ai jugé qu'il convenoit d'humecter la masse du sang, & de la rendre plus fluide & plus coulente, & de volatiliser insensiblement son sel acide, fixe, & à corriger la saleure des humeurs, toutes ces indications ont été parfaitement bien remplies après avoir pris le parti des doux purgatifs, des legers aperitifs, des adoucissans, de dilaïans & humectans: on a fini par ces derniers remedes au moïen des Eaux de Lanes, qui lui ont été des plus favorables : Observé à Baignieres ce 7. Octobre 1715. Dumont cadet, Medecin.

De la Fontaine du Prieur.

Cette Fontaine n'est qu'à deux pas de la precedente ; leur unique separation depend d'un seul pont. J'ai toûjours observé avec Messieurs de Dumont que ces Eaux étoient bonnes pour ceux qui sont attaqués de divers maux de tête, provenant des fluxions & chauds catharres, elles retablissent l'estomac dérangé par une trop grande chaleur : cette Fontaine a été loüée pour Lopilation de ratte, & pour les maladies des reins.

Et J'ai vû une Veuve & un Forgeron, incommodés l'un & l'autre d'un catarre chaud depuis plusieurs années, qui ayant fait un long usage de ces Eaux, se trouverent tous les deux fort satisfaits de bons effets dont ils participerent.

Je n'ai jamais reconnu, Messieurs, d'estomac plus lent dans ces fonctions que celui de Monsieur le Juge d'Arzac âgé de

42. ans, d'un temperament délicat, chaud & ſec, il n'a jamais voulu prendre d'autres Eaux que celles du Prieur, fondé ſur une experience qui lui eſt favorable toutes les fois qu'il en uſe.

De la Fontaine du Foulon.

Cette Fontaine prend ſon nom du Foulon où elle ſe trouve : Les perſonnes ſujettes aux dartres, gales, morphées : ériſipelles, tumeurs froides, peuvent s'en approcher avec confiance, comme fit un Soldat aux Gardes Valonnes, âgé de 32. ans, d'un temperament bilieux, couvert de gale.

Cette incommodité le rendoit, non-ſeulement inſuportable aux autres, mais encore à lui-méme, & ne trouvant aucun remede ordinaire qui peut le ſoulager, il n'y eut que les Eaux du Foulon qui lui enleverent ce mauvais morceau juſqu'à la racine.

J'ai été témoin qu'un Officier âgé de 28. ans, d'un temperament billieux, paſſa ici, venant de Muret, pour ſe rendre à ſon Regiment qui étoit au ſiége de Fontarabie, & s'y étant arrété pendant trois ſemaines, chargé de dartres aux mains, qui lui en ôtoient l'usage, & qui le lui rendoit presque semblables à celles d'un Lepreux, profita frequamment des Eaux & Bains du Foulon qui lui procurerent une parfaite guerison.

Le mal qu'on doit envisager comme un mal, se trouve aujourd'hui pris pour un grand bien en la personne d'un mandiant, ce miserable ne gagnoit sa vie que sous l'horreur d'une teigne qui le rongeoit vivement, ce mal excitoit tous les passants, même les plus durs à compassion; de sorte que ceux-là-même, qui le voyant en cet état, ne pouvoient s'empêcher de lui faire l'aumône; se crurent indispensablement obligés de lui faire prendre les Eaux & le bain du Foulon, après néanmoins avoir consulté les Medecins, à qui ils avoient recours pour la guerison de leurs maladies, ce teigneux prit les bains & les Eaux; en effet, il guerit, mais sa guerison servit à n'oser plus entreprendre de demander la charité, & se trouva forcé de changer d'état, ce qui le rendit malheureux: Telle est, Messieurs, la bisarrerie à laquelle l'homme se trouve exposé, les uns trouvent leur bonheur là-même, où les autres n'ont pour partage qu'un veritable malheur.

Observation de Monsieur Dumont cadet, Medecin.

Après avoir pris toutes les indications necessaires pour enlever la dartre crastacée & rougeante que Mademoiselle de *** avoit, j'ai été d'avis qu'elle bût les Eaux de Foulon pendant quinze jours, & que tous les soirs elle eut le soin de la bassiner de la même Eau Minerale ; cela lui a produit un si grand effet qu'elle se retire d'ici fort contente ; cependant quelle satisfaction qu'elle ait eû de nos bains, je lui conseille de s'abstenir des alimens cruds, indigestes, des poissons salés, des fruits, & autres choses de cette nature ; j'espere, Dieu aidant, que Mademoiselle de *** nous favorisera de sa presence au mois de Mai pour entretenir la bonne disposition où les Eaux du Foulon l'ont mise : observé à Baignieres le 17. Septembre 1720. Dumont cadet, Medecin.

De la Fontaine d'Artiguelongue.

Je finis par la Fontaine d'Artiguelongue que j'ai reconnu, & que je reconnois tous les jours comme excelente pour guerir les coliques Bilieuses & les chaleurs d'entrailles ; un Païsan âgé de 42. ans d'un temperament bilieux & sujet à cet espece de colique, ne fit d'autres remedes que prendre chaque matin deux prises de cet eau, & prendre au petit bain regulierement sa derniere prise, & il guerit assez promptement de cette maladie, j'ai vû d'ailleurs, moi-même, une Demoiselle d'Auch âgée de 40. ans, d'un temperament sanguin sujette à des Eresipelles n'avoir pû guerir que par l'usage des Eaux & Bains d'Artiguelongue; en voilà assez sur le compte de l'Eau Minerale ; il n'est personne qui ne doive l'estimer, sur tout lorsqu'elle se trouve aussi salutaire que celle de Baignieres.

Pour donner quelque satisfaction au public j'ai crû que je devois marquer ici ce que d'autres que moi ont avancé au sujet du Mineral dominant à l'eau de chacune de ces Fontaines ; je sçai qu'on a dit que la Fontaine de Lasserre avoit le Vitriol pour dominant, que le souffre dominoit à celle du Pré ; que la Fontaine de Salut avoit le fer pour dominant, & qu'enfin l'allum domine à la Fontaine de Lannes.

J'ai

J'ai cependant avancé, comme vous l'avez vû dans mon préambule, n'avoir jamais fait l'analiſe de ces Eaux ; & je dis ſincerement, Meſſieurs, m'en étre toûjours raporté à ce que j'en ai oüi de la bouche de feu Meſſieurs de Dumont, Medecins, qui m'ont aſſuré que des habiles chimiſtes ayant travaillé pour faire cette decouverte, n'y ont trouvé que des parties terreuſes & ſalines.

Des accidens qui ſurviennent dans l'uſage des Eaux.

Perſonne ne doit ignorer, que quelques ſalutaires que ſoient les Eaux Minerales, & quelques merveilleuſes qu'en ſoient les effets, il n'arrive ſouvent qu'elles en produiſent des pernicieuſes;& comme il eſt imprudent de juger de ſoi-même & de ſes diſpoſitions, j'avance, que pour ne pas ſe tromper, on doit toûjours recourir au Medecin pour qu'il en ordonne l'uſage ſelon le temperament & l'état oú ſe trouvent ceux qui doivent les prendre.

La maniere douce avec laquelle ces Eaux agiſſent donnent lieu à pluſieurs de les boires indifferamment, & ſans ſçavoir à quelle source ils doivent s'arrêter, ni même la quantité qu'il leur convient de prendre chaque matin, & sans s'arrêter à l'embarras d'humeurs qu'elles peuvent remuer, ils les continuent indiscrettement sans faire attention qu'ils devroient s'en abstenir quelques jours, ou du moins en boire en moindre quantité; puisque souvent un excès provoque un vomissement, un hoquet, une douleur, ou foiblesse d'estomac, la perte de l'apetit, sa diminution ou dépravation, ce qui demande de les interrompre pour quelques jours, suivant le conseil d'un sage Medecin.

Il survient encore des accidens pendant l'usage des Eaux, faute de garder & d'observer un regime de vie rafraichissant, & l'on tombe par là, tantôt dans insomnies, tantôt dans des convulsions & des vertiges, soit par l'impression trop forte de la chaleur des Eaux mal pratiquées, soit par l'excès: qu'on se souvienne d'avoir dans tous ces cas recours aux Medecins pour se conformer à leurs Ordonnances.

J'ai remarqué qu'on a été obligé d'en venir quelquefois aux frictions, parceque le ventre étoit trop serré ou trop libre.

J'ai remarqué encore qu'on ne conseille

pas trop librement d'interrompre l'usage des Eaux lorsquelles ne passent pas, & c'est sans doute parceque l'on craint de rebuter ceux qui ont commencé à les prendre ; aussi s'avise-t'on en ce cas de faire la derniere prise d'une eau plus active & plus chaude, comme est celle de Saint Roch, ou celle de la Reine : qu'on ne se previenne pas neanmoins, que parce que les Eaux n'agissent point par les scelles, elles doivent être contraires, on n'a en pareil cas qu'à jetter les yeux sur Lestatique de Santorius, & l'on verra clairement qu'il se fait souvent une transpiration comme insensible, qui est plus salutaire que tout le reste.

La fievre survient quelquefois pendant l'usage des Eaux : il y a des Praticiens, qui sans en decouvrir la cause, & dès le premier accés, conseillent de prendre un purgatif. L'experience m'a fait souvent connoître l'imprudence de cette pratique, & j'ai remarqué qu'on fait toûjours mieux d'attendre le second & même le troisiéme accès avant d'en venir à la purgation.

Beaucoup de personnes imaginent qu'il est avantageux que les Eaux coulent & sortent rapidemment du corps. J'ai cependant observé le contraire en plusieurs cas, mais ſur tout lorſque les matieres ſe trouvent ſi adherentes qu'elles ne peuvent être entraînées les premiers jours, ce qui arrive ordinairement à ceux qui ſont d'un temperament chaud & ſec; leurs urines ſont alors plus pellucides & chargées des matieres vitiées; j'avouë qu'en ce cas les ſcelles ſoulagent l'eſtomac & les inteſtins; mais elles ne debarraſſent que trop peu les viſceres, parce que l'eau ne fait qu'entrer & ſortir ſans s'inſinuer profondement dans les vaiſſeaux, elle n'a pas le temps d'agir ſur les ſolides, d'y delayer les humeurs, y humecter les fibres, & exciter des aſcillations fortes & durables, auſſi conſeille-t'on à ceux qui ſont de ce temperament de faire un long uſage des Eaux & des Bains doux, ce qui ne convient pas à ceux qui ſont naturellement hūmides & faciles à émouvoir: je finis en avertiſſant ceux qui ſont ſoubçonnés d'une groſſe pierre aux reins, ceux qui ont la reſpiration courte, ſur-tout lorſquelle eſt idiopatique, qui ſont ſujets à lepilepſie, aux vieux cancers, & veroles, à la fiſtule, à lanus, aux abſcés inveterés du foïe & de la ratte & ſquirre, en un mot au crachement du ſang habituel & à l'hidropiſie formée, de ne pas se commettre à l'usage des Eaux ; il y a des Medecins qui n'en connoissent ni la proprieté ni les effets qui envoïent des malades de cette espece à Baignieres, que nous avons souvent le déplaisir d'y voir perir, parce qu'ils sont assez imprudens pour executer leur ordonnance, sans recourir à ceux de la Ville, ni aux voisins qui n'en ignorent pas la proprieté.

Parle donc qui voudra de la vertu & de la proprieté des Eaux Minerales repanduës ailleurs que dans la Ville de Baignieres ; je n'ésite pas d'avancer avec confience que les effets qu'on pourra leur attribuer n'égaleront jamais ceux que celles dont je viens de parler ont produit & produisent tous les jours : Nous avons l'avantage de posseder vingt-sept sources differentes, tant par leur vertu que par leur degré de chaleur, c'est-là où nos Medecins renvoyent les Malades qui leur sont adressés pour faire usage de la source qui leur est la plus convenable, suivant le temperament & l'état d'un chacun : plus de douze mille personnes qui y accourent tous les ans, peuvent porter témoignage du soulagement à leurs meaux, ou de la guerison parfaite qu'ils se sont procuré par l'usage de ces Eaux, & ce qui nous attire une gloire singuliere, c'est que les Citoïens ont eu l'honneur d'y voir venir des Reines & des Princesses, des Princes, des Ducs & Pairs, des Marechaux de France, des Cardinaux, des Archevêques & Evêques, des Abés en grand nombre, en un mot des Seigneurs des plus distingués, non-seulement du Royaume, mais encore de plusieurs nations, dont la marche n'est jamais inconnuë, & qui nous serviront de monumens éternels pour prouver l'efficacité de nos Eaux.

Il ne me reste plus pour finir mon traité sur l'usage des Eaux & Bains doux de Baignieres que de vous donner les regles que vous devez observer avant, pendant & après que vous en avez usé; ces regles sont generales & particulieres, j'avouë que je ne puis vous prescrire que les generales, & que c'est uniquement à Messieurs les Medecins de vous en ordonner les dernieres selon le temperament, l'âge le sexe, la force, l'habitude, & les circonstances de la maladie!

Voici donc celles qu'on doit generalement observer.

1°. On ne doit se determiner à les boire

qu'après avoir consulté un Medecin à qui il apartient d'en fixer la quantité & la qualité selon l'état & le temperament du Malade.

2°. On doit s'y preparer tantôt par une seignée, tantôt par un purgatif, & cette regle qui n'est pas toûjours generale doit être prescrite aussi par les Medecins.

Enfin, on doit avoir l'esprit libre, exempt d'inquietude & de tout chagrin, & boire avec confiance.

Celles qu'on doit observer pendant qu'on boit les Eaux consistent à se coucher de bonne heure, ou du moins à celle que l'habitude peut leur permettre, se debarrassant le mieux qu'on le peut des affaires domestiques, & tâcher de dormir tranquillement pendant six ou sept heures, & même au-delà, si le corps le demande.

On doit se lever en été à quatre ou cinq heures, en Printemps, à six pour le plus tard, en Automne entre six à sept, en hiver environ les neuf heures, & s'abstenir de la Meridiane autant qu'il est possible, elle ne sçauroit être que très-préjudiciable, sur tout si le someil étoit trop long.

On doit boire les Eaux ajeun, & les promener, sans se fatiguer; mais au contraite, tâcher de divertir l'esprit.

Il faut donner aux Eaux le tems d'agir & de s'écouler avant de dîner, & celui qui ne peut rester long-temps ajeun doit s'aviser de les prendre matin, ou d'en boire en moindre quantité.

La sobrieté qui n'exclut point la qualité des bonnes viandes, doit neanmoins faire le meilleur plat du repas, & l'on doit éviter de manger des viandes grasses & salées, & ne pas s'aviser de manger maigre pendant tout cet usage ; quelque œuf frais de tems en tems ne sçauroit pas nuire, ceux qui prennent les Eaux doivent éviter avec soin l'ardeur du soleil, le serein & les lieux froids, parce que les pores sont sujets à être resserrés ; l'usage du mariage doit être regardé comme un obstacle au retablissement de la santé pendant l'usage des Eaux.

Enfin, voici ce qu'on doit observer aprés qu'on a bû les Eaux, on doit en premier lieu se purger doucement, & pour ne pas se tromper dans la qualité & quantité du remede on doit toûjours recourir au Medecin que l'on a consulté avant d'en commencer l'usage.

L'experience, il est vrai, m'a apris que des

des certains remedes, dont je ne fais pas le détail, ont toûjours fait évaeuer des grossieretés que les Eaux n'avoient que détachées.

On doit finalement observer pendant quelque tems, après avoir bû les Eaux Minerales, un regime de vie, tel que le temperament & l'état où l'on se trouve l'exige.

Les vertus & l'usage du Cochlearia envoyé par Mr. Dumont Cadet, Medecin à Monseigneur le Duc de Gandie en Espagne.

Le Cochlearia est une des meilleures plantes qu'il y ait dans la Botanique & dont on fait facilement l'analise; il abonde particulierement en ses principes actifs, qui en particulier sont specifiques pour un nombre infini de maladies, comme sont l'hidropisie, la pierre, la gravelle, la colique nefretique, la jaunisse, rumatismes, les écrouelles, les retentions des mois, & sur tout c'est un des plus puissans antiscorbatiques qu'il y ait dans la Medecine; dont attribuë la cause du scorbuë à des serosités froides, crasses & difficile resolution qui se mélent dans la masse du sang, & en relentissent la circulation, d'où s'ensuivent tous les simptomes fâcheux qui accompagnent cette maladie, ou use indiferamment de ladite plante, où on la prend toute entiere dans un boüillon fait d'un poulet ou d'un morceau de veau avec une poignée de feüilles de chicorée sauvage, de cerfeüil, de buglose, de bourrache & de cresson d'Eau.

Et pour la rendre plus specifique, on pile une poignée de Cochlearia, on en exprime le suc que l'on met dans le boüillon un moment avant de l'avaler, mais comme il est difficile de conserver ladite plante, & qu'elle est fort rare par tout ailleurs, on a cherché des moïens pour empêcher que ses principes ne soïent alterés, le premier est d'en tirer le suc, le faire épurer au Soleil, on en prend depuis une once jusqu'à trois dans le boüillon.

Mais comme il est encore facile à se corrompre, & qu'il ne se conserve que peu de tems, il vaut mieux en avoir l'esprit qui conservera plusieurs années.

Pour se servir de l'esprit de cette plante il faut faire un boüillon, comme on a deja dit, & sur le moment qu'on veut le prendre tout chaud, il faut y verser la moitié d'une dragme dudit esprit, avec une dragme entiere de son sel, on restera quelque tems dans son lit après l'avoir pris, & on se fera plus couvrir qu'à l'ordinaire, il se presente par fois une petite sueur que l'on souffre pendant quelque tems, après quoi on se dessuë, on change de chemise, on se leve une petite heure après, on prend un bon boüillon, & on peut aller à ses affaires.

On continuë l'usage desdits bouillons une quinzaine de jours, & on se purge à la fin, suivant que le Medecin qui en doit toûjours connoître & ordonner l'usage, le trouve à propos: car il seroit imprudent & même dangereux de pratiquer ce remede que par l'avis des Medecins, ausquels apartient la connoissance du temperament.

On tire encore une Eau spiritueuse de ladite plante, qui n'est pas si forte que l'esprit, elle sert aux mêmes usages, il est vrai qu'il en faut en plus grande quantité, la dose en est seulement depuis deux dragmes, jusqu'à la moitié d'un once.

La même Eau est encore bonne pour laver la bouche, elle nétoye fort bien les dents, elle en consume la Carée, s'il y en a, raffermit les gencives & les incarne; mais comme elle est trop piquante, &

un peu desagréable, on la mêle avec quelque cuillerée d'eau de fleurs d'orange, on en peut gargariser trois ou quatre fois par jour, à la commodité de la personne qui veut s'en servir.

On peut aussi prendre le sel de Cochlearia seul dans un boüillon, fait comme l'on a déja dit ; il est vrai qu'il en faut deux dragmes à chaque prise ; il est pourtant beaucoup mieux de prendre l'esprit & le sel ensemble.

Finalement on fait secher les feüilles de cette plante, qu'on prend le matin a jeun en guise de thé, en y mettant un peu de sucre, cela produit quasi le même effet que le boüillon ; ce qui vient d'être dit sur les vertus & effets du Cochlearia a été experimenté, moi present, par Monsieur Dumont.

J'ai encore remarqué que la feüille de Coclhearia mêlée aux boüillons d'Ecrevices de Riviere, qui sont fort communes à Baignieres, font de grands effets, soit qu'on le prenne en seul ou pendant l'usage des Eaux Minerales, qui passent alors plus facilement les Vulnerair es.

On ramasse en tems & lieu toutes les herbes vulneraires qu'on fait secher à l'ombre ;

bre ; & ensuite on les méle exactement, ayant coupé à menus morceaux les feüilles de chacune des herbes vulneraires en guise de thé, dont on prend une pincée pour en faire une tasse ou gobelet de liqueur, & qu'on laisse infuser un peu plus long-tems que le thé ; on y met un peu de sucre pour en corriger l'amertume, si on en a de la repugnance.

On en use fort salutairement dans ce païs pour fortifier l'estomac, & pour aider à la digestion, pour rappeller l'appetit, contre les aigreurs & nauzées, pour combattre les acidités & saleures de la masse du sang, pour rendre les humeurs fluides, coulantes, & plus transpirables, pour entretenir le mouvement naturel de la circulation & de la separation des urines par leur filtre naturel, c'est-à-dire, les reins, & ainsi que la pratique & les experiences journalieres nous font voir dans ce païs, de là il est aisé de juger à quelles autres maladies dependantes des susdites causes, l'usage des Vulneraires convient.

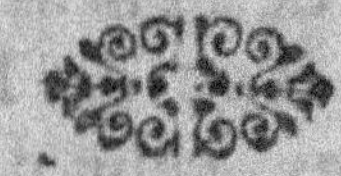

Traité des effets des Bains chauds prouvés par des observations, ensemble de la maniere de prendre la douche avec les maladies raisonnées ausquelles elle convient.

A voir, Messieurs, tout ce que j'ai eu l'honneur de vous dire sur les Eaux & Bains doux de Baignieres, il semble qu'on ne sçauroit y trouver d'autre source de guerison ; cependant nous avons encore les bains aux sources chaudes qui produisent tous les jours des effets surprenans ; je suivrai donc le même stile pour cette sorte de bains que j'ai gardé pour les Eaux douces.

Je distingue d'abord six sortes de bains, sans presque difference pour la chaleur, les degrés qu'ils peuvent avoir les uns sur les autres sont trop peu de chose pour en discourir ; l'essentiel est de parler de differentes maladies dont ils guerissent.

Je commence par celui de saint Rooch, propre pour la sterilité de l'un & de l'autre sexe ; celui de Théas pour les paralisies, celui du Roc de Lanes pour les sciatiques recentes, celui d Arqué pour les inveterées, celui de Lasserre pour les convulsions, on tempere ces six bains en leur donnant trois degrés de chaleur de moins, un desquels le Medecin ordonne selon le temperament & l'état du malade.

Pour prouver que le bain de St. Rooch est propre pour la sterilité de l'un & de l'autre sexe, & pour retablir la memoire affoiblie par trop de pituite ; j'ai observé que Madame la Comtesse de Preladi, après huit ans de mariage, n'ayant point fait d'enfants, & desesperant ainsi d'en avoir dans la suite, se rendit à Baignieres en 1716. comptant d'y trouver un aussi heureux succès que bien d'autres, en pratiquant ce bain ; il est vrai qu'après sept ou huit bains, elle eut aussi bien que son Epoux, la satisfaction, avant de quitter cette Ville d'avoir des marques de fecondité ; & le bonheur de faire au terme de très-heureuses couches.

Une jeune femme Basqueise prit ces bains avec cette même confiance, & je fus témoin qu'elle dit hautement qu'elle avoit lieu d'esperer le même succès que la précedente, & il m'est revenu qu'elle ne s'étoit point trompée.

Un jeune Etudiant en Philosophie âgé

de 22. ans d'un temperament pituiteux, fit une chute qui lui causa une grande foiblesse dans ses jambes, & peu de tems après étant venu à Baignieres, je lui fis prendre le bain de saint Rooch, & m'ayant dit que sa memoire s'étoit renduë ingrate depuis peu de tems, je lui conseillai de prendre la Douche de ce même bain sur la tête, à mesure qu'il baigneroit son corps, & je sçai de bonne part que, sans autre remede, sa memoire se retablit, & ses jambes reprirent en peu de tems les mêmes forces.

Du bain de Theas.

Un Gentilhomme âgé de 46. ans, d'un temperament flegmatique, ayant quitté le service devint paralitique, il prit son logement au bain de Theas pour en être plus près, & ayant usé pendant quelques jours de boüillons de Cochlearia par l'ordonnance de son Medecin, il prit ensuite le bain par degrés, il en profita si bien qu'il fut en état de s'en retirer à cheval.

J'ai vû encore un Capitaine de Cavalerie d'un temperament flegmatique, attaqué d'une incommodité pareille à la précedente, sans pouvoir marcher ni écrire, observer le même remede que j'ai marqué ci-dessus, avec un succeès égal.

Une jeune Religieuse des Urselines de la Rochelle, âgée de 28. ans, d'un temperament sanguin, affligée d'une paralisie, qui lui attiroit la compassion de tous ceux qui la voïoient, prit neuf à dix bains de Théas, qui la mirent en état de marcher avec sa canne.

Du Bain des Pauvres, à present Dumoret Cazeaux.

Nous avons vû ici Monsieur de St. Aroman, Lieutenant de Cavalerie, âgé de 43. ans, ou environ, d'un temperament bilieux, conséillé par son Medecin de se baignier dans ce bain, pour guerir d'une douleur rûmatismale au bras, & qui en suspendoit les fonctions, porter huit jours après en avoir fait l'usage la main à son chapeau, & peu de temps après se servir de son bras avec beaucoup d'aisance, & l'on reconnut enfin que les muscles de ce membre avoient entierement repris leur ressort naturel.

Un Gentilhomme d'Armaignac âgé de

40. ans d'un temperament ſanguin, accablé ſous le poids d'un Rûmatiſme general, & d'ailleurs mal conduit au commencement de ſon mal, ſe rendit à Baignieres pour y chercher du ſoulagement, ſon Medecin lui ordonna le même bain, & je l'ai vû après le neufviéme ſe promener gaiment, ſans autre ſecours que celui de ſa bequille.

Les obſervations precedentes ſont merveilleuſes; mais en voici une qui paroit ſurprenante, un Religieux de l'Ordre des Freres Precheurs, nommé le Pere Laſſaigne, s'étant fait porter à Baignieres, & ayant ſouffert en chemin des maux inconcevables, parce qu'il étoit privé de l'uſage des pieds & des mains par un Rûmatiſme des plus forts, commença après le premier bain d'appuyer ſur des potences, & après le ſecond il eut le plaiſir de les quitter pour ſe ſervir ſeulement de ſa canne, qu'il eut la liberté de quitter à la fin.

Les douleurs Rûmaſtimales, dont le Pere Coupos, Religieux Minime, avoit été travaillé pendant une année, ſans qu'elles euſſent pû ceder aux remedes generaux qu'il avoit pratiqué dans ſon Convent, fut conſeillé par ſon Medecin de s'en venir à Baignieres pour y uſer du bain de Dumoret Cazeaux, qui lui emporta entierement ſes douleurs ; & cette obſervation fut écrite le 16. Septembre 1719. par Meſſieurs de Dumont celebres Medecins de cette Ville.

Du bain de Lanes du Roc.

J'ai vû dans Baignieres en 1719. un Lieutenant de Dragons, nommé Mr. Futel, ſouffrant à tout moment de très-vives douleurs, cauſées par la Sciatique, ſe baigner dans cedit bain, & huit jours après en avoir uſé il fut gueri.

J'ai vû encore peu de jours après la Servente de Quali-Majou de Pontac qui s'étant trouvé à portée d'une charette chargée de ſable, la plus grande partie lui étant tombée ſur la hanche, & renverſée par terre, elle fut ſeignée ſur le champ par deux fois ; mais elle ne ſe trouva degagée, & en liberté de marcher, qu'après avoir pris le bain du Roc de Lanes.

Ce bain fut d'un grand ſecours à un Fermier de Monſieur le Duc de Roquelaure, il étoit vivement attaqué de la ſciatique, ſur-tout lorſqu'il étoit au lit, ſa maladie n'étoit pas differente de celle du Lieutenant de Dragons, dont nous avons ci-devant parlé ; aussi trouva-t'il dans ce bain sa guerison parfaite.

Du bain d'Arqué.

Ce bain ne differe de celui du Roc de Lanes qu'en ce qu'il guerit les Sciatiques inveterées. Un doreur âgé de 42. ans, d'un temperament bilieux, atteint depuis plusieurs années de ce mal, mit en usage, selon son propre aveu, mais inutilement, tous les remedes que les Medecins qu'il consulta lui ordonnerent, il n'y eut que le bain d'Arqué qui l'ayant bien-tôt soulagé, le guerit après un long usage.

Du bain chaud de Lasserre.

C'est moi-même qui assure qu'une Dame de Nerac & un de ses domestiques guerrirent à la fois, la Dame d'une torture de bouche, & le domestique d'une convultion au bras, qu'on avoit pris pour une paralisie, ces guerisons furent faites sans autre remede que l'usage de ce bain. J'ai crû qu'après avoir mis au jour toutes les

les obſervations que j'ai fait juſqu'ici, ſur les proprietez & les effets, tant au ſujet des Eaux & bains doux, que des bains chauds, qui ſont le plus en reputation dans cette Ville de Baignieres, je ne devois point omettre ce que je reconnois comme le plus eſſentiel: j'ai remarqué, je le dis nettement, que pluſieurs perſonnes atteintes de diverſes maladies, & ſur-tout de la paraliſie, ſont venuës à Baignieres; & ſans conſulter les Medecins de la Ville, ou ceux qui en ſont voiſins, ſe ſont expoſées à boire les Eaux; mais au lieu d'y trouver du ſoulagement & leur gueriſon, elles ſont tombées dans un déplorable état, & ont été ſans reſſource, d'où il eſt aiſé de conclure que nos Eaux, toutes bonnes qu'elles ſont ſe rendent préjudiciables à ceux qui en uſent, imprudemment & ſans Conſeil, au lieu qu'elles ſont toûjours favorables, lorſque chacun en uſe ſelon ſon temperament & l'état de ſa maladie.

En voilà aſſez, Meſſieurs, pour ce qui regarde les bains de Baignieres, je me fais un plaiſir d'être court, j'aprends tous les jours en liſant, que la brieveté eſt un des endroits par leſquels un ouvrage se fait estimer, je suis curieux, mais à peine ai-je vû le commencement d'un ouvrage que je voudrois en voir la fin, & sans taxer les Lecteurs de mon défaut, je tâche pourtant à leur procurer le même plaisir.

Avant d'en venir à la Douche où je traite la maniere de la prendre, j'ai crû ne pouvoir raisonnablement me dispenser de dire quelque chose sur le bains de Barege, d'autant mieux que ce païs avoisine celui-ci, & que cette source a paru favorable à ceux qui l'ont éprouvée; on a voulu dire que les chemins en étoient impraticables, on se trompe, on peut y aller à cheval; ce bain est éloigné de Baignieres de cinq lieuës, passant par le chemin le plus court, il faut traverser une montagne assez élevée, on y a pratiqué par ordre du Roi un chemin oú deux chevaux peuvent marcher de front.

Ces bains sont excellens pour toutes sortes de blessures, & pour les nerfs offencés, endurcis & retirés; Ils resolvent les tumeurs dures & froides, les nœuds & duretés naissantes, ils mondifient les ulceres pourris, sinués, rongeans, & serpentans, & c'est un remede merveilleux pour les maladies ordinaires des jointures ; il en fond la sinovie épaissie dans les articulations , il detruit aussi les éxostoses , le rouquetis , & en fond le calus dans les fractures mal soignées , qu'on peut remettre de nouveau si elles sont récentes , il enleve la carie des os lorsqu'elle n'est pas trop profonde , il fait r'ouvrir ses cicatrices fermées , quand il se trouve dans la partie quelque corps étranger, il le chasse , & cicatrice dans la suite la partie dilatée.

J'ai observé qu'un Gentilhomme de Saint-Malo fit conduire en 1716. son fils à Barege ; cet enfant étoit âgé de huit à neuf ans , la rougeole lui ayant occasionné une tumeur qui se forma dans les muscles flechisseurs du col ; on eut le soin , dès qu'il fut arrivé de le faire baigner , & dès qu'il eut pris quelques bains il sentit son col degagé , & enfin étant arrivé au vingtiéme bain , il fut entierement gueri.

J'ai encore vû en 1721. un jeune-homme de 25. à 26. ans , nommé Lapeirade de Balentine , qui s'étant disloqué le pied , fut traité par un Chirurgien qui crut l'avoir gueri , cependant des tumeurs froides ſuccederent à ſon mal qui s'étant ulcerées cauſerent une grande diminution à ſa jambe ; ce mal quelque incurable qu'il parut ceda neanmoins heureuſement à l'efficacité du bain de Barege, que ce jeune-homme fut obligé de pratiquer pendant quatre ſaiſons.

Enfin, j'ai obſervé en 1727. qu'un jeune-homme qui avoit le fibia & léperoné extraordinairement cariés fut envoyé par l'ordonnance de ſon Medecin aux bains de Barege, dont il uſa pendant longs jours, & l'on s'aviſa après le cinquiéme qu'il avoit dans ſa jambe cinq ouvertures, dont il ſortoit beaucoup de pûs, & pour preuve du plaiſir qu'il avoit reſſenti de ſe trouver gueri au moyen de ces bains ; il porta en cette Ville les ſept ſquilles qui étoient ſorties de ſa jambe.

Cure qui fut faite en 1716. d'un vieux ulcere à la jambe, Dom le R. P. Girard, de la Compagnie de Jeſus, étoit affligé, après avoir inutillement pratiqué tous les remedes que ſes Medecins & Chirurgiens ordinaires lui avoient conſeillé, prit le parti de s'en venir à Baignieres, & par la ſage conduite d'un habile Medecin, il fut heureuſement preparé par les bains doux du

Pré-

Pré pour prendre ceux de Bareges, qui lui réüssirent si bien qu'il eut la satisfaction de voir la consolidation de cet Ulcere avant de sortir d'ici.

Vous avez veu, Messieurs, quels sont les effets des Bains chauds de Baignieres & de Barege suivant les observations que j'en ay fait ; j'ose me flater que plusieurs d'entre ceux qui jetteront les yeux sur mon petit Ouvrage, ne me condamneront pas d'avoir passé sous silence les causes d'où dérivent les maladies qui se trouvent gueries au moyen de ces Bains parce que, cette matiere ayant été traitée par des personnes habiles, & plus versées que je ne le suis : Il auroit fallû mettre au jour un Volume, qui par sa grandeur auroit été plûtôt inutile que profitable au public, tant par rapport aux termes dont il faut necessairement se servir pour donner une juste idée de l'espece du grand nombre des maux, ausquels cette grande machine du Corps Humain se trouve assujetie que pour raisonner des Parties qui la composent, & qui souvent sont derrangées par un très-petit accident.

Peut-être approuverez-vous que je me contente de vous dire en peu de mots, ce que c'eſt que Rumatiſme, Sciatique, Paraliſie, & Convulſion, maladies les plus ordinaires qui attirent les Etrangers aux Bains.

Le Rumatiſme eſt une douleur qui ſe fait profondement ſentir dans les chairs, & qui interrompt l'uſage des Parties : cette douleur eſt quelquefois fixe, & elle change d'autrefois de place, ce qui la rend plus facile à guerir ; il eſt vrai que cette incommodité conſiſte en ce que les petits vaiſſaux limphatiques qui ſont dans les membranes des muſcles, & dans les muſcles mêmes ſe gonflent par la limphe qui n'a pas d'écoulement, & qui par conſequent cauſe une tenſion dans les fibres ; ce gonflement vient donc, ou de la groſſiereté de la limphe, & d'un obſtruction des canaux limphatiques, ſouvent cauſés par un froid exterieur qui ſaiſit ſubitement le Corps, auſſi bien la copieuſe tranſpiration qui arrive au moyen des bains chauds eſt ce qu'il y a de plus utile pour la gueriſon de ce mal.

La Sciatique peut être regardée comme un eſpece de Rhumatiſme qui ſe fait ſentir dans les membranes & dans les ligamens des os des hanches.

La Paralisie est formée lorsqu'on ne peut remuer aucun membre : elle est alors appellée generale, les membres cependant peuvent demeurer mols, sans tension, & sans resistance, le sentiment peut s'anéantir avec le mouvement, mais il peut aussi rester quelque fois, il se trouve cependant toûjours émoussé ; cette Paralesie arrive aussi quelquefois sur un seul membre, elle est alors nommée particuliere : elle provient de ce que la matiere qui doit gonfler les muscles & lui donner le mouvement, ni entre pas ; parce que étant trop grossiere, bouche & embarrasse le canal.

La convulsion est une tension violente & constante d'un ou de plusieurs muscles qui ne peuvent avoir leur ressort, & faire les mouvemens alternatifs que la nature demande.

La cause de cette tension consiste, en ce que le muscle est constament gonflé de la matiere destinée à faire joüer la machine, cette matiere devroit entrer ou sortir selon son cours naturel, mais en étant empêchée par le gonflement du muscle, il se fait une convulsion ordinairement suivie de quelque tumeur dans le muscle ; cette matiere ni étant arrêtée, que parce qu'elle manque d'activité pour couler par ses canaux ordinaires, c'est accident arrive ordinairement par la tension des fibres nerveuses, qui font des circonvolutions autour des vaisseaux sanguins, d'où vient la douleur.

Il n'est personne, Messieurs, qui ne sçache que la douche est un remede excellent pour les maux de la tête & autres parties affectées, son usage est aussi salutaire qu'ancien, on ne laisse pas néanmoins de la prendre souvent mal-à-propos, quoiqu'on doive essentiellement se précautionner sur les differens degrés de chaleur, & les proportionner à la disposition de la partie infirme, qu'on prenne donc garde de la recevoir sans s'assurer du trop, ou du trop peu de chaleur qu'elle peut avoir, ce n'est pas ici une remarque inutile, puisqu'il arrive souvent que si la douche est trop chaude du commencement qu'on en use, elle rend les maux si rebelles qu'ils ne cedent à aucun remede dans la suite.

Il est vrai que la chaleur de l'eau trop cactive & penetrante retrecit & bouche les pores, au lieu d'en faciliter insensiblement l'ouverture, & d'en chasser les corps qui les obstruent, il arrive aussi que la chaleur immoderée durcit & roidit les fibres des parties solides, ce qui embarrasse le cours du sang, en resolvant trop promptement les parties les plus subtiles, mais au contraire quand on la reçoit dans un degré de chaleur convenable, & qu'on frotte d'une main la partie malade, on s'apperçoit que les chairs voisines trop tenduës, & trop crepées deviennent plus obéïssantes & flexibles, avec un mouvement tremulant des parties integrandes du sang, ce qui prouve l'action des globules de l'eau remplie des corpuscules mineraux, à l'égard des solides & liquides, des solides en rendant le premier tonus aux fibres qui les composent par l'introduction des parties onctueuses des liquides, en rendant les differends movecules qui le composent plus unis, & plus glissans par le secours de l'eau qui les broye, & du mineral qui les attennuë en leur donnant du mouvement, pour éviter les inconveniens qu'une douche trop chaude ou trop froide pourroit occasioner.

Il n'y a que ce munir des Cuveaux assez grands percez dans le fond ou l'on puisse placer un robinet qu'on peut proportionner à la quantité d'eau convenable à la partie malade, & lui donner le degré de chaleur necessaire ; ces Eaux qui tombent d'une hauteur proportionnée, peuvent par ce moyen être reçûës sur la partie du corps qu'on veut baigner, & l'on demeure assis sans peine dans le Bain ou dans la Cuve.

On a inventé pour la commodité de ceux qui sont forcez de recevoir la douche à la tête, un espece de calote faite d'éponge dont on se couvre ; ce qui fait qu'on peut supporter la chaleur de l'Eau plus long-temps, & avec plus d'aisance, & je ne doute pas qu'on n'en ressente les effets avec plus de succès, parce que au moyen de cette calotte la chaleur s'entretient dans le même degré, & qu'elle ne peut être alterée par l'injure de l'air.

Vous comprendrez sans doute que l'Emphase a été pour moi un des moindres attraits ; lorsque vous verrez que mes observations en sont entierement dépoüillées ; je n'ai envisagé que l'utilité des malades ; tous les Medecins à l'examen desquels j'ai soumis mon ouvrage, l'ont reconnû fort utile, & j'ose avancer que tous ceux dont vous verrez l'Aprobation, excellent en la connoiſſance de nos Eaux & celle de nos Bains, ſoit par l'experience que les uns en ont acquis, & qu'ils acquierent tous les jours en voyant leurs effets, & les autres par les voyages qu'ils ont fait à Baignieres en y conduiſant des malades.

Quelque bon ſentiment qui m'ait porté à mettre ce Traité au jour. Je ne ſerai jamais plus ſatisfait, que lorſque j'aurai donné quelque marque au public de mon ſincere attachement, & ſingulierement à ceux qui l'auront lû, & qui y trouveront leur maladie dépeinte.

Avis à ceux qui viendront boire les Eaux, & prendre les Bains de Baignieres & Bareges, de ſe munir d'une conſulte du Medecin ordinaire de leurs maladies, pour que les Medecins du lieu ſoient mieux au fait de leurs temperamens.

L'Auteur avertit auſſi que la ſeconde Impreſſion qu'il fera faire ſera augmentée & corrigée, des maladies raiſonnées avec leurs obſervations.

APPROBATIONS.

NOus soussignez Professeurs Royals en Medecine de l'Université de Toulouse, certifions avoir lû avec attention un *Traité de la Proprieté & effets des Eaux, Bains doux & chauds de Baignieres, & Bareges*, fait par le sieur Pierre Descaunets Chirurgien, les observations contenuës dans ce Traité, & les reflexions que l'Auteur a fait sur la nature de differentes maladies, ausquelles les Eaux & les Bains peuvent convenir, & les précautions que l'on doit prendre dans l'usage de ces Remedes ne peuvent être que très utiles au public, & par la ce Traité merite l'Impression, fait à Toulouse le 15. Juin 1728. DELORT.

J'Ay lû un *Traité des Eaux Minerales de Baignieres & Bareges*, fait par Monsieur Descaunets Chirurgien, qui est rempli de bonnes observations sur les effets que ces Eaux ont produit dans les differends maux, pour lesquels on les a employées; l'Ouvrage ne peut être que très agréable & très utile au Public.

LABROQUAIRE.

LE Livre que Mr. Descaunets Chirurgien donne au Public, *sur la Pratique des Eaux & Bains de Baignieres & Barege*, se trouve conforme aux préceptes de la bonne Pratique appuyée sur des observations & des raisonnemens solides, c'est le Jugement que j'en donne après l'avoir lû avec attention à Baigneres ce 10. Mai 1728. BROCA Medecin de la Ville de Baignieres.

M

NOus avons lû un Manuscrit intitulé *Traité de la Proprieté & Effets des Eaux Bains doux & chauds de Baignieres, & de celui de Bareges* Ensemble des boüillons de Cochlearia, d'Ecrevisses de Riviere, & de Vulneraires, avec les observations raisonnées sur chaque Fontaine en particulier, fait par Mr. Descaunets Chirurgien de Baignieres, dont nous avons jugé l'Impression très-utile au Public. Fait à Vic Bigorre le 30. May 1728. De LALANNE, Medecin.

J'Ay lû le Livre composé par Mr. Descaunets Chirurgien, intitulé *Traité des Effets des Eaux de Baignieres & Bareges*, ensemble des Boüillons de Coclhéaria, d'Ecrevisses de Riviere, & des Vulneraires avec les observations raisonnées que je trouve rempli d'observations très utiles au Public, par conséquent meriter l'impression. A Muret ce 10. Juillet 1728.

CANREDON, Medecin.

JE soussigné Docteur en Medecine, déclare avoir examiné un *Recueïl sur la nature, & Effets des Eaux Minerales de Baignieres & bains de Bareges*, où il est expliqué certaines maladies, ausquelles elles conviennent, composé par le sieur Descaunets Chirurgien de Baignieres, lequel merite voir le jour, & très-instructif pour le Public.

SOLIRENE, Medecin.

IL m'a été presenté par le sieur Descaunets un manuscrit qui *Traite des Fontaines & bains des Eaux minerales de Baignieres & Bare-*

ges ; je l'ai lû, & n'y ai rien trouvé de contraire aux principes & regles de la Medecine, j'estime que le Public pourra tirer beaucoup de satisfaction de l'Impression de cet Ouvrage, m'ayant paru fort sçavant, & methodiquement écrit. C'est pourquoi j'y donne mon approbation à Baignieres le 9. Novembre 1727.

PICQUE', Medecin.

CE Recueil est le fruit d'une grande assiduité que Mr. Descauners Chirurgien a eu en suivant feux Mrs. de Dumont Medecins dans la *Pratique des Eaux & des bains de Baignieres & Bareges*, & l'Auteur est digne de loüange d'y avoir employé tous ces soins possibles en leur rendant justice, & en y joignant ces propres remarques fait à Baignieres, ce 10 Octobre 1727. DANDICHON, Medecin.

NOus Dominique Rabat Docteur en Medecine, & Medecin Royal de la Ville de Tarbe, après avoir lû & pesé les Observations renfermées dans le présent Volume sur les vertus des Eaux minerales de la Ville de Baignieres, rendons ce témoignage à la verité, que nous les avons trouvées très conformes à celles qui nous sont familieres sur le même sujet & qui sont le fruit d'une experience non interrompue de quinze années, étant depuis le long espace de temps dans l'usage d'ordonner lesdites Eaux minerales de Baignieres, soit en boisson, en bain, ou douche, à grand nombre de malades, tant du Pais qu'Etrangers. De sorte que nous jugeons lesdites Observations, meriter la confiance du Public,

& son estime devoir être l'appanage glorieux de l'Auteur, qui consacre les jeunes anneés dans le reste des hommes, puisque toûjours subordonnées aux plaisirs, ou du moins livrées à des amusemens inutiles qui les consacre, dis-je, à des occupations serieuses, à une étude, & des meditations, & à un travail qui ont pour objet la santé de l'homme, & par consequent une fin aussi noble qu'utile. Fait à Tarbe le 27. Mai 1728. RABAT.

Nous soussigné Docteur en Medecine resident en la Ville de Tarbe. Certifions qu'ayant lû l'Ouvrage de Mr. Descaunets Chirurgien de Baignieres sur les Eaux minerales de la même Ville, & connoissant la naïveté de l'Auteur, nous ni avons rien trouvé de contraire à la foi qu'il exige du Public. Pour les Observations qu'il rapporte, que les Eaux dont il parle sont capables des effets qu'il leur attribuë, & que son attention à en faire le Recueil merite les louanges qu'on donne aux personnes zelées pour le bien du Genre Humain. A Tarbe le 29. May 1728.

DUPRAT.

www.ingramcontent.com/pod-product-compliance
Ingram Content Group UK Ltd.
Pitfield, Milton Keynes, MK11 3LW, UK
UKHW021117260726
13994UKWH00002B/923